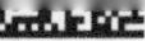

INTRODUCTION

Le régime PSMF (Protein-Sparing Modified Fast) est une approche diététique qui a gagné en notoriété en raison de sa capacité à induire une perte de poids rapide tout en préservant la masse musculaire. Ce régime, qui nécessite une supervision médicale, se caractérise par une réduction significative des calories consommées tout en maintenant une ingestion élevée de protéines. L'essence même du régime PSMF repose sur l'idée de fournir à l'organisme des protéines en quantité suffisante pour préserver les fonctions vitales et la masse musculaire, tout en restreignant fortement les calories afin d'inciter l'organisme à puiser dans les réserves adipeuses pour produire de l'énergie.

En général, le régime PSMF implique une diminution considérable de l'apport en glucides et en graisses, la majorité des calories provenant de sources de protéines maigres telles que le poulet, la dinde, le poisson, les coupes maigres de viande et certains produits laitiers à faible teneur en matières grasses. Ce régime est souvent préconisé pour les individus présentant un surplus de poids important, voire souffrant d'obésité, et ayant besoin de perdre du poids rapidement pour des raisons de santé.

Toutefois, il convient de noter que le régime PSMF n'est pas conçu pour une utilisation à long terme et doit être suivi seulement pendant une durée relativement courte.

CHAPITRE UN

Régime PSMF (Protein-Sparing Modified Fast)

Le régime PSMF, également connu sous le nom de "Jeûne Modifié Protéiné", est une méthode de perte de poids qui se concentre sur une réduction sévère de l'apport calorique tout en maintenant une consommation élevée en protéines. Son objectif principal est d'induire une perte de poids rapide tout en préservant la masse musculaire maigre de l'organisme.

But du régime PSMF :

Objectif Principal :

Le but fondamental du régime PSMF est d'induire une perte de poids rapide en minimisant les effets négatifs sur la masse musculaire. Contrairement à d'autres régimes hypocaloriques, le PSMF met l'accent sur un apport élevé en protéines pour soutenir la fonction musculaire et favoriser le métabolisme, tout en limitant sévèrement l'apport calorique global.

Comment ça fonctionne :

En réduisant drastiquement l'apport calorique et en maintenant une consommation élevée de protéines, le corps est incité à utiliser les réserves de graisses comme source d'énergie principale. La présence de protéines adéquates aide à préserver les muscles en fournissant les nutriments nécessaires à leur fonctionnement tout en minimisant leur dégradation pour l'énergie.

Durée Limitée et Supervision Médicale :

Il est important de noter que le régime PSMF n'est pas destiné à être suivi indéfiniment en raison de sa nature restrictive et de ses possibles risques pour la santé. Il est généralement recommandé de suivre ce régime sous supervision médicale et pour une période déterminée. Son utilisation peut être envisagée pour des situations spécifiques où une perte de poids rapide est nécessaire pour des raisons de santé.

Considérations Importantes :

Bien que le régime PSMF puisse produire des résultats significatifs à court terme, il est crucial de considérer les éventuels effets secondaires et risques potentiels associés à une restriction calorique sévère. Les carences nutritionnelles, la perte de masse musculaire et les déséquilibres électrolytiques doivent être surveillés de près.

Fondements scientifiques du régime PSMF

Principes Scientifiques Fondamentaux :

Protéines pour la Préservation Musculaire :

Le cœur de la méthode PSMF réside dans l'importance des protéines pour préserver la masse musculaire tout en favorisant la perte de poids. Les protéines fournissent les acides aminés essentiels nécessaires à la fonction musculaire, contribuant ainsi à minimiser la dégradation musculaire lors de la restriction calorique.

Déficit Calorique et Utilisation des Réserves :

En réduisant de manière significative l'apport calorique, le régime PSMF crée un déficit énergétique qui incite l'organisme à puiser dans ses réserves de graisse pour produire de l'énergie. Cela entraîne une perte de poids rapide tout en favorisant la mobilisation des graisses stockées.

Hormones et Métabolisme :

Les protéines sont également connues pour avoir un effet plus rassasiant que les glucides ou les graisses, ce qui peut aider à contrôler l'appétit et à maintenir une restriction calorique. De plus, une consommation élevée de protéines peut stimuler le métabolisme, ce qui peut contribuer à une perte de poids plus efficace.

Préparatifs préalables au régime PSMF :

Avant d'entamer le régime PSMF, il est essentiel de prendre des mesures de préparation pour garantir une expérience sûre et réussie. Les étapes préliminaires permettent de s'assurer que le corps est prêt à répondre aux exigences de ce régime strict et de minimiser les risques potentiels pour la santé.

Consultation Médicale :

Avant de commencer le régime PSMF, il est vivement recommandé de consulter un professionnel de la santé, tel qu'un médecin ou un nutritionniste. Une évaluation médicale approfondie peut aider à déterminer si le régime est approprié pour votre état de santé actuel, identifier d'éventuelles contre-indications et établir un plan adapté à vos besoins individuels.

Évaluation de l'État de Santé :

Un examen médical permettra de déterminer si vous êtes en bonne santé et si vous ne présentez aucune condition médicale préexistante qui pourrait être aggravée par le régime PSMF. Des tests sanguins et d'autres évaluations peuvent également aider à identifier d'éventuelles carences nutritionnelles ou déséquilibres.

Planification et Éducation :

Se préparer mentalement et émotionnellement est tout aussi important. Avant de commencer le régime, il est utile de comprendre en profondeur les principes du PSMF, les besoins nutritionnels et les effets potentiels sur la santé. Assurez-vous d'avoir une connaissance solide des sources de protéines maigres et d'autres aliments recommandés.

Réduction Graduelle des Calories :

Une approche prudente consiste à réduire graduellement l'apport calorique avant de passer au régime PSMF. Cela peut aider à préparer progressivement votre corps à la restriction calorique plus stricte tout en minimisant les effets indésirables.

Préparation Alimentaire :

Assurez-vous d'avoir accès à des sources de protéines maigres, de légumes non féculents et d'autres aliments recommandés par le régime. Préparez vos repas à l'avance et assurez-vous d'avoir des options nutritives à portée de main pour éviter de succomber à des choix alimentaires moins sains.

Surveillance Médicale Continue :

Pendant toute la durée du régime PSMF, il est crucial de maintenir un suivi médical étroit. Un professionnel de la santé peut ajuster le plan si nécessaire, surveiller les effets sur votre corps et s'assurer que votre santé globale est préservée.

Aliments à consommer dans le cadre du régime PSMF

Voici une liste d'aliments recommandés pour ce régime spécifique :

1. Protéines Maigres :
   - Poulet sans peau
   - Dinde sans peau
   - Poisson maigre (comme le thon, le saumon, la sole)
   - Crevettes et autres fruits de mer
   - Blanc d'œuf
   - Viandes maigres (comme le bœuf, le porc maigre)

2. Produits Laitiers :

- Fromage cottage faible en matières grasses
- Yaourt grec faible en matières grasses
- Lait écrémé

3. Légumes Non Féculents :
   - Épinards
   - Laitue
   - Chou frisé
   - Concombre
   - Poivron
   - Brocoli
   - Asperges
   - Courgette

4. Autres Aliments :
   - Blanc d'œuf
   - Tofu
   - Protéines en poudre à base de lactosérum ou de caséine (sous supervision)

5. Boissons :
   - Eau
   - Thé non sucré
   - Café noir (modérément)

Aliments à éviter ou limiter dans le régime PSMF

Voici une liste d'aliments à éviter ou à limiter pendant ce régime spécifique :

1. Glucides Raffinés et Sucreries :
   - Pain blanc
   - Pâtes
   - Riz blanc
   - Gâteaux, biscuits, pâtisseries
   - Bonbons, chocolat, confiserie

2. Graisses et Huiles :
   - Beurre
   - Huiles de cuisson (huile d'olive, huile de canola, etc.)
   - Mayonnaise
   - Avocat
   - Noix et graines

3. Fruits :
   - Fruits riches en sucre (bananes, raisins, mangues, cerises)
   - Fruits secs (abricots secs, raisins secs, dattes)

4. Produits Laitiers Gras :
   - Fromages gras (cheddar, gouda, etc.)
   - Yaourts sucrés

5. Légumes Féculents :
   - Pommes de terre
   - Patates douces
   - Maïs
   - Carottes

6. Boissons Sucrées :
   - Sodas

- Jus de fruits
- Boissons énergisantes sucrées

7. Aliments Transformés :
    - Plats préparés
    - Fast-food
    - Aliments frits

Plans de repas PSMF

Voici un exemple de plan de repas pour une période de 14 jours :

Jour 1 :

- Petit déjeuner : Omelette aux blancs d'œufs avec des épinards.
- Déjeuner : Filet de poulet grillé avec une salade de laitue et de concombre.
- Dîner : Filet de poisson cuit au four avec des asperges.

Jour 2 :

- Petit déjeuner : Yaourt grec faible en matières grasses.
- Déjeuner : Salade de thon avec des légumes verts.
- Dîner : Brochettes de crevettes grillées avec du brocoli.

Jour 3 :

- Petit déjeuner : Shake protéiné à base de poudre de protéines.
- Déjeuner : Blancs de poulet cuits à la vapeur avec des poivrons.

- Dîner : Filet de saumon grillé avec une salade d'épinards.

Jour 4 :

- Petit déjeuner : Œufs brouillés aux légumes.
- Déjeuner : Soupe de poulet à faible teneur en matières grasses.
- Dîner : Crevettes sautées avec des légumes.

Jour 5 :

- Petit déjeuner : Yaourt grec faible en matières grasses.
- Déjeuner : Steak de bœuf maigre avec des asperges.
- Dîner : Poisson cuit au four avec une salade de concombre.

Jour 6 :

- Petit déjeuner : Omelette aux blancs d'œufs avec des épinards.
- Déjeuner : Filet de dinde grillé avec une salade de laitue.
- Dîner : Brochettes de poulet grillé avec du brocoli.

Jour 7 :

- Petit déjeuner : Shake protéiné à base de poudre de protéines.
- Déjeuner : Salade de thon avec des légumes verts.
- Dîner : Poisson cuit au four avec des asperges.

Jour 8 :

- Petit déjeuner : Yaourt grec faible en matières grasses.

- Déjeuner : Blancs de poulet cuits à la vapeur avec des poivrons.
- Dîner : Filet de saumon grillé avec une salade d'épinards.

Jour 9 :

- Petit déjeuner : Shake protéiné à base de poudre de protéines.
- Déjeuner : Filet de dinde grillé avec une salade de laitue.
- Dîner : Brochettes de crevettes grillées avec du brocoli.

Jour 10 :

- Petit déjeuner : Omelette aux blancs d'œufs avec des épinards.
- Déjeuner : Salade de thon avec des légumes verts.
- Dîner : Poisson cuit au four avec des asperges.

Jour 11 :

- Petit déjeuner : Yaourt grec faible en matières grasses.
- Déjeuner : Steak de bœuf maigre avec des asperges.
- Dîner : Crevettes sautées avec des légumes.

Jour 12 :

- Petit déjeuner : Shake protéiné à base de poudre de protéines.
- Déjeuner : Soupe de poulet à faible teneur en matières grasses.
- Dîner : Filet de poisson cuit au four avec une salade

de concombre.

Jour 13 :

- Petit déjeuner : Œufs brouillés aux légumes.
- Déjeuner : Filet de poulet grillé avec une salade de laitue.
- Dîner : Brochettes de poulet grillé avec du brocoli.

Jour 14 :

- Petit déjeuner : Yaourt grec faible en matières grasses.
- Déjeuner : Salade de thon avec des légumes verts.
- Dîner : Filet de saumon grillé avec une salade d'épinards.

Liste de courses pour le régime PSMF

Voici une liste de courses pour vous guider dans vos achats tout en respectant les principes du régime :

Protéines Maigres :

- Blancs de poulet
- Dinde sans peau
- Poisson maigre (thon, saumon, sole)
- Crevettes et autres fruits de mer
- Viandes maigres (bœuf, porc maigre)

Produits Laitiers :

- Fromage cottage faible en matières grasses
- Yaourt grec faible en matières grasses

- Lait écrémé

Légumes Non Féculents :

- Épinards
- Laitue
- Chou frisé
- Concombre
- Poivron
- Brocoli
- Asperges
- Courgette

Autres Aliments :

- Blancs d'œufs
- Tofu
- Poudre de protéines (sous supervision)

Boissons :

- Eau
- Thé non sucré
- Café noir (modérément)

Épices et Assaisonnements :

- Herbes fraîches (persil, basilic, coriandre, etc.)
- Épices (sel, poivre, paprika, curcuma, etc.)
- Vinaigrette légère

Aliments en Option (en petites quantités) :

- Avocat

- Noix et graines

CHAPITRE DEUX

Lignes directrices pour les recettes du régime PSMF;

Description du Repas : Une boisson légèrement acidulée et riche en antioxydants, associant les saveurs vives des agrumes et des fruits rouges.

Ingrédients :

- 1 orange bio, tranchée
- 1 citron bio, tranché
- Une poignée de baies (fraises, framboises, myrtilles)
- Quelques feuilles de menthe fraîche
- 1,5 litre d'eau
- Glace (facultatif)

Instructions :

1. Lavez soigneusement les agrumes et les baies, puis tranchez l'orange et le citron.

2. Dans un pichet, placez les tranches d'orange, de citron, les baies et les feuilles de menthe.

3. Versez l'eau dans le pichet et mélangez

délicatement pour libérer les arômes.

4. Réfrigérez pendant au moins une heure pour une infusion optimale.

5. Servez dans des verres avec des glaçons, si désiré.

Information Nutritionnelle (par portion) :

- Calories : 20 calories
- Glucides : 5 g
- Fibres : 2 g
- Protéines : 0,5 g
- Graisses : 0 g

Eau Infusée aux Herbes "Concombre-Menthe"

Description du Repas : Une boisson rafraîchissante et désaltérante, alliant les propriétés hydratantes du concombre à la fraîcheur de la menthe.

Ingrédients :

- 1/2 concombre bio, tranché en rondelles fines
- Quelques feuilles de menthe fraîche
- 1,5 litre d'eau
- Glace (facultatif)

Instructions :

1. Lavez le concombre et coupez-le en rondelles fines.

2. Dans un pichet, placez les rondelles de concombre et les feuilles de menthe.

3. Versez l'eau dans le pichet et remuez doucement pour mélanger les saveurs.

4. Laissez reposer au réfrigérateur pendant au moins une heure.

5. Servez frais dans des verres avec des glaçons, si souhaité.

Information Nutritionnelle (par portion) :

- Calories : 10 calories
- Glucides : 2 g
- Fibres : 1 g
- Protéines : 0,5 g
- Graisses : 0 g

Wrap aux Blancs d'Œufs et Légumes

Description du Repas : Un délicieux wrap végétarien et protéiné, composé de blancs d'œufs moelleux et de légumes frais, enveloppé dans une tortilla légère et saine.

Ingrédients :

- 3 blancs d'œufs
- 1/4 de poivron rouge, coupé en lanières
- 1/4 de poivron vert, coupé en lanières
- 1/4 de oignon rouge, coupé en fines tranches
- 1/4 de tomate, coupée en dés
- Quelques feuilles de laitue ou d'épinards
- 1 tortilla de blé entier
- Sel et poivre au goût
- Huile d'olive (facultatif)

Instructions :

1. Dans un bol, battez les blancs d'œufs avec une

pincée de sel et de poivre.

2. Dans une poêle antiadhésive légèrement huilée (si désiré), faites chauffer à feu moyen.

3. Versez les blancs d'œufs battus dans la poêle et faites cuire doucement jusqu'à ce qu'ils soient pris et légèrement dorés en dessous.

4. Pendant ce temps, préparez les légumes : poivrons, oignon, tomate et laitue ou épinards.

5. Retournez les blancs d'œufs cuits et ajoutez les poivrons, l'oignon et la tomate sur une moitié de l'omelette.

6. Pliez l'autre moitié des blancs d'œufs sur les légumes pour créer une demi-lune.

7. Laissez cuire encore quelques instants pour chauffer les légumes.

8. Réchauffez la tortilla selon les instructions du paquet, puis placez les feuilles de laitue ou d'épinards sur la tortilla.

9. Placez délicatement l'omelette aux légumes sur les feuilles de laitue ou d'épinards.

10. Enroulez la tortilla en repliant les côtés et en roulant pour former le wrap.

11. Coupez le wrap en deux si désiré et servez immédiatement.

Information Nutritionnelle (par portion) :

- Calories : 150 calories

- Glucides : 20 g

- Fibres : 4 g

- Protéines : 15 g
- Graisses : 2 g

Boulettes de Viande Maigre aux Herbes

Description du Repas : Des boulettes de viande maigre savoureuses et parfumées aux herbes fraîches, parfaites pour accompagner des plats ou à déguster en tant que plat principal.

Ingrédients :

- 500 g de viande maigre hachée (bœuf, dinde, poulet)
- 1/4 de tasse de chapelure à grains entiers
- 1 œuf
- 2 gousses d'ail, hachées finement
- 2 cuillères à soupe d'herbes fraîches hachées (persil, ciboulette, origan, basilic, etc.)
- Sel et poivre au goût
- Huile d'olive (pour la cuisson)

Instructions :

1. Dans un grand bol, mélangez la viande hachée, la chapelure, l'œuf, l'ail haché et les herbes fraîches.
2. Assaisonnez avec du sel et du poivre selon vos préférences.
3. Mélangez bien tous les ingrédients jusqu'à obtenir une consistance homogène.
4. Prélevez une petite quantité du mélange et façonnez-la en boulette de viande de la taille d'une balle de golf.

5. Répétez l'opération avec le reste du mélange.

6. Dans une poêle antiadhésive, chauffez une petite quantité d'huile d'olive à feu moyen.

7. Ajoutez les boulettes de viande dans la poêle chauffée et faites-les cuire de tous les côtés jusqu'à ce qu'elles soient dorées et bien cuites à l'intérieur.

8. Retirez les boulettes de viande de la poêle et placez-les sur une assiette recouverte de papier absorbant pour éliminer l'excès de graisse.

9. Servez les boulettes de viande aux herbes chaudes avec des légumes cuits à la vapeur, une salade ou une sauce de votre choix.

Information Nutritionnelle (par portion) :

- Calories : 120 calories (pour 4 boulettes)
- Glucides : 5 g
- Fibres : 1 g
- Protéines : 20 g
- Graisses : 2 g

Crevettes au Cilantro et au Citron Vert

Description du Repas : **Des** crevettes délicieuses et parfumées, marinées dans une sauce au cilantro et au citron vert, puis grillées pour une saveur fraîche et éclatante.

Ingrédients :

- 500 g de crevettes décortiquées et déveinées
- 1/4 de tasse de jus de citron vert frais
- 2 cuillères à soupe d'huile d'olive

- 2 gousses d'ail, hachées finement
- 1/4 de tasse de coriandre fraîche hachée
- Sel et poivre au goût
- Piment rouge broyé (facultatif, pour un peu de piquant)

Instructions :

1. Dans un bol, mélangez le jus de citron vert, l'huile d'olive, l'ail haché, la coriandre fraîche, le sel, le poivre et le piment rouge broyé (si désiré).
2. Ajoutez les crevettes dans le bol et mélangez bien pour les enrober de la marinade.
3. Laissez mariner au réfrigérateur pendant au moins 30 minutes à 1 heure pour permettre aux saveurs de se développer.
4. Préchauffez un grill ou une poêle à feu moyen-élevé.
5. Enfilez les crevettes sur des brochettes en les laissant bien égoutter, ou déposez-les directement sur la surface de cuisson.
6. Faites cuire les crevettes pendant environ 2 à 3 minutes de chaque côté, jusqu'à ce qu'elles deviennent roses et bien cuites.
7. Retirez les crevettes du grill ou de la poêle et servez-les chaudes.

Information Nutritionnelle (par portion) :

- Calories : 150 calories (pour 100 g de crevettes)
- Glucides : 2 g
- Fibres : 0 g

- Protéines : 24 g
- Graisses : 6 g

Omelette aux Blancs d'Œufs

Description du Repas : Une omelette légère et protéinée, préparée avec des blancs d'œufs moelleux et garnie de légumes frais et de fromage, pour un petit-déjeuner sain et délicieux.

Ingrédients :

- 4 blancs d'œufs
- 1/4 de tasse de poivron rouge, coupé en dés
- 1/4 de tasse de poivron vert, coupé en dés
- 1/4 de tasse d'oignon rouge, haché finement
- 2 cuillères à soupe de fromage râpé (cheddar, mozzarella, etc.)
- Sel et poivre au goût
- Huile d'olive ou beurre (pour la cuisson)

Instructions :

1. Dans un bol, battez les blancs d'œufs avec une pincée de sel et de poivre jusqu'à ce qu'ils soient mousseux.
2. Préchauffez une petite poêle antiadhésive à feu moyen.
3. Ajoutez une petite quantité d'huile d'olive ou de beurre dans la poêle et faites chauffer.
4. Versez les blancs d'œufs battus dans la poêle et laissez-les cuire doucement jusqu'à ce qu'ils commencent à prendre sur les bords.

5. Ajoutez les dés de poivron rouge, de poivron vert et l'oignon haché sur une moitié des blancs d'œufs.

6. Saupoudrez le fromage râpé sur les légumes.

7. À l'aide d'une spatule, pliez l'autre moitié des blancs d'œufs sur les légumes et le fromage pour créer une demi-lune.

8. Laissez cuire encore quelques instants pour réchauffer les légumes et faire fondre le fromage.

9. Glissez délicatement l'omelette sur une assiette et servez-la chaude.

Information Nutritionnelle (par portion) :

- Calories : 100 calories

- Glucides : 6 g

- Fibres : 1 g

- Protéines : 15 g

- Graisses : 2 g

Salade Grecque

Description du Repas : Une salade classique et rafraîchissante inspirée de la cuisine grecque, composée de légumes frais, de fromage feta, d'olives Kalamata et d'une vinaigrette à base d'huile d'olive et de citron.

Ingrédients :

- 2 tasses de concombres, coupés en dés

- 2 tasses de tomates, coupées en dés

- 1/2 tasse d'oignon rouge, coupé en fines tranches

- 1/2 tasse d'olives Kalamata, dénoyautées

- 1/2 tasse de fromage feta, émietté
- 1/4 de tasse de feuilles de persil frais, hachées
- 2 cuillères à soupe d'huile d'olive extra vierge
- 1 cuillère à soupe de jus de citron frais
- Sel et poivre au goût
- 1 cuillère à café d'origan séché (facultatif)

Instructions :

1. Dans un grand bol, mélangez les dés de concombre, les dés de tomates, les tranches d'oignon rouge et les olives Kalamata.
2. Dans un petit bol, préparez la vinaigrette en mélangeant l'huile d'olive, le jus de citron, le sel, le poivre et l'origan séché (si utilisé).
3. Versez la vinaigrette sur les légumes dans le grand bol et mélangez délicatement pour enrober les légumes.
4. Ajoutez le fromage feta émietté et les feuilles de persil hachées sur le dessus de la salade.
5. Servez immédiatement comme entrée ou en accompagnement d'un plat principal.

Information Nutritionnelle (par portion) :

- Calories : 150 calories
- Glucides : 10 g
- Fibres : 3 g
- Protéines : 4 g
- Graisses : 11 g

Eau de Concombre et Menthe façon Spa

Description du Repas : Une boisson rafraîchissante et hydratante, infusée avec des tranches de concombre frais et des feuilles de menthe, rappelant l'expérience apaisante d'un spa.

Ingrédients :

- 1 concombre bio, tranché finement
- Quelques feuilles de menthe fraîche
- 2 litres d'eau fraîche
- Glace (facultatif)

Instructions :

1. Lavez soigneusement le concombre et coupez-le en tranches fines.
2. Dans un grand pichet, placez les tranches de concombre et les feuilles de menthe.
3. Versez les 2 litres d'eau dans le pichet et remuez légèrement pour libérer les arômes.
4. Réfrigérez le pichet pendant au moins 1 heure, voire plus longtemps, pour une infusion optimale.
5. Servez l'eau infusée dans des verres avec des glaçons, si désiré.

Information Nutritionnelle (par portion) :

- Calories : 5 calories
- Glucides : 1 g
- Fibres : 0 g
- Protéines : 0 g
- Graisses : 0 g

Muffins aux Blancs d'Œufs et à la Dinde

Description du Repas : Des muffins riches en protéines et faibles en gras, préparés avec des blancs d'œufs moelleux, de la dinde maigre et des légumes, parfaits pour un petit-déjeuner équilibré.

Ingrédients :

- 8 blancs d'œufs
- 150 g de dinde hachée maigre
- 1/2 tasse de poivron rouge, coupé en petits dés
- 1/2 tasse d'oignon rouge, haché finement
- 1/2 tasse d'épinards frais, hachés
- 1/4 de tasse de fromage cheddar râpé (facultatif)
- Sel et poivre au goût
- Huile d'olive (pour la cuisson)

Instructions :

1. Préchauffez le four à 180°C (350°F) et graissez légèrement un moule à muffins.
2. Dans une poêle, faites chauffer une petite quantité d'huile d'olive à feu moyen.
3. Ajoutez la dinde hachée dans la poêle et faites-la cuire jusqu'à ce qu'elle soit dorée et cuite.
4. Ajoutez les dés de poivron rouge et l'oignon haché dans la poêle, et faites sauter pendant quelques minutes jusqu'à ce qu'ils soient tendres.
5. Ajoutez les épinards frais dans la poêle et faites-les cuire jusqu'à ce qu'ils soient légèrement ramollis.
6. Assaisonnez le mélange de dinde et de légumes avec du sel et du poivre selon vos préférences.

7. Dans un bol, battez les blancs d'œufs avec une pincée de sel et de poivre.

8. Ajoutez le mélange de dinde et de légumes aux blancs d'œufs et mélangez bien.

9. Répartissez le mélange dans les cavités du moule à muffins, en remplissant chaque cavité aux trois quarts.

10. Si désiré, saupoudrez un peu de fromage cheddar râpé sur le dessus de chaque muffin.

11. Faites cuire au four préchauffé pendant environ 15 à 20 minutes, ou jusqu'à ce que les muffins soient fermes et dorés.

12. Laissez refroidir légèrement avant de démouler les muffins.

Information Nutritionnelle (par muffin) :

- Calories : 70 calories
- Glucides : 2 g
- Fibres : 0 g
- Protéines : 13 g
- Graisses : 1 g

Steak Maigre Grillé

Description du Repas : Un steak tendre et savoureux, grillé à la perfection, préparé avec une marinade légère et des épices pour un plat riche en protéines et faible en matières grasses.

Ingrédients :

- 2 steaks maigres (comme le bifteck de surlonge, le bifteck de contre-filet, ou le bifteck de flanc)

- 2 cuillères à soupe d'huile d'olive

- 2 cuillères à soupe de sauce soja légère

- 2 gousses d'ail, hachées finement

- 1 cuillère à soupe de jus de citron

- 1 cuillère à café d'origan séché

- Sel et poivre au goût

Instructions :

1. Dans un bol, mélangez l'huile d'olive, la sauce soja, l'ail haché, le jus de citron, l'origan séché, le sel et le poivre pour préparer la marinade.

2. Placez les steaks dans un plat peu profond et versez la marinade sur les steaks, en les retournant pour les enrober uniformément. Laissez mariner au réfrigérateur pendant au moins 30 minutes à 1 heure.

3. Préchauffez le grill à feu moyen-élevé.

4. Retirez les steaks de la marinade et égouttez légèrement l'excès de marinade.

5. Placez les steaks sur le grill chaud et faites-les cuire selon votre préférence de cuisson (saignant, à point, bien cuit), en les retournant à mi-cuisson.

6. Retirez les steaks du grill et laissez-les reposer pendant quelques minutes avant de les trancher.

7. Tranchez les steaks en fines tranches, en veillant à découper contre le grain de la viande pour plus de tendreté.

8. Servez les tranches de steak maigre grillé avec des légumes grillés, une salade ou d'autres

accompagnements de votre choix.

Information Nutritionnelle (par portion) :

- Calories : 200 calories (varie en fonction du type de steak)
- Glucides : 1 g
- Fibres : 0 g
- Protéines : 30 g
- Graisses : 8 g

Mahi-Mahi au Glaze d'Agrumes

Description du Repas : Un filet de mahi-mahi succulent et parfumé, enrobé d'un glaze sucré et acidulé aux agrumes, cuit au four pour une saveur délicieuse et équilibrée.

Ingrédients :

- 2 filets de mahi-mahi (environ 150 g chacun)
- Le zeste d'un citron
- Le zeste d'une orange
- Le jus d'un citron
- Le jus d'une orange
- 2 cuillères à soupe de miel
- 1 cuillère à soupe d'huile d'olive
- Sel et poivre au goût
- Quelques brins de thym frais (facultatif, pour la garniture)

Instructions :

1. Préchauffez le four à 200°C (400°F).
2. Dans un bol, mélangez les zestes de citron et

d'orange, les jus de citron et d'orange, le miel, l'huile d'olive, le sel et le poivre pour préparer le glaze d'agrumes.

3. Placez les filets de mahi-mahi dans un plat allant au four et versez le glaze d'agrumes sur les filets, en les enrobant uniformément.

4. Laissez mariner les filets de mahi-mahi dans le glaze pendant environ 15 à 30 minutes.

5. Placez le plat au four préchauffé et faites cuire les filets de mahi-mahi pendant environ 15 à 20 minutes, ou jusqu'à ce qu'ils soient bien cuits et que la chair s'effeuille facilement à la fourchette.

6. En cours de cuisson, vous pouvez arroser les filets avec le glaze restant pour plus de saveur.

7. Une fois cuits, retirez les filets de mahi-mahi du four et servez-les chauds, garnis de brins de thym frais si désiré.

Information Nutritionnelle (par portion) :

- Calories : 200 calories (varie en fonction de la taille des filets)
- Glucides : 16 g
- Fibres : 1 g
- Protéines : 25 g
- Graisses : 4 g

Poulet à l'Ail et au Parmesan

Description du Repas : Des poitrines de poulet tendres et juteuses, enrobées d'un mélange savoureux d'ail et de parmesan, puis cuites au four pour une croûte dorée et délicieuse.

Ingrédients :

- 2 poitrines de poulet désossées et sans peau
- 2 cuillères à soupe d'huile d'olive
- 2 gousses d'ail, hachées finement
- 1/4 de tasse de parmesan râpé
- 1/4 de tasse de chapelure à grains entiers
- Sel et poivre au goût
- Persil frais haché (facultatif, pour la garniture)

Instructions :

1. Préchauffez le four à 200°C (400°F) et graissez légèrement un plat allant au four.

2. Dans un bol, mélangez l'huile d'olive, l'ail haché, le parmesan râpé, la chapelure, le sel et le poivre pour former une pâte.

3. Placez les poitrines de poulet dans le plat allant au four.

4. Répartissez uniformément la pâte d'ail et de parmesan sur le dessus des poitrines de poulet, en les enrobant généreusement.

5. Faites cuire les poitrines de poulet au four préchauffé pendant environ 20 à 25 minutes, ou jusqu'à ce qu'elles soient bien cuites et que la croûte soit dorée et croustillante.

6. Retirez les poitrines de poulet du four et laissez-les reposer pendant quelques minutes avant de les servir.

7. Garnissez de persil frais haché si désiré.

Information Nutritionnelle (par portion) :

- Calories : 250 calories (varie en fonction de la taille des poitrines)
- Glucides : 5 g
- Fibres : 1 g
- Protéines : 30 g
- Graisses : 11 g

Sauté de Bœuf Maigre

Description du Repas : Un sauté rapide et sain préparé avec des morceaux de bœuf maigre, des légumes colorés et une délicieuse sauce soja, idéal pour un repas équilibré.

Ingrédients :

- 300 g de bœuf maigre (comme le filet de bœuf), coupé en fines lamelles
- 2 cuillères à soupe de sauce soja réduite en sodium
- 2 cuillères à soupe de bouillon de bœuf (faible en sodium)
- 1 cuillère à soupe d'huile d'olive
- 1 poivron rouge, coupé en lanières
- 1 poivron vert, coupé en lanières
- 1 oignon moyen, coupé en fines tranches
- 2 gousses d'ail, hachées finement
- 1 cuillère à café de gingembre frais râpé
- Sel et poivre au goût
- Graines de sésame grillées (facultatif, pour la garniture)

- Ciboulette fraîche hachée (facultatif, pour la garniture)

Instructions :

1. Dans un bol, mélangez la sauce soja et le bouillon de bœuf pour préparer la marinade.

2. Placez les lamelles de bœuf dans la marinade et laissez mariner pendant environ 15 à 30 minutes.

3. Dans un wok ou une grande poêle, faites chauffer l'huile d'olive à feu moyen-élevé.

4. Ajoutez les lamelles de bœuf mariné dans la poêle et faites sauter rapidement jusqu'à ce qu'elles soient dorées à l'extérieur et cuites à l'intérieur. Retirez-les de la poêle et réservez.

5. Dans la même poêle, ajoutez les lanières de poivron rouge, les lanières de poivron vert et les tranches d'oignon. Faites sauter pendant quelques minutes jusqu'à ce que les légumes soient tendres mais encore croquants.

6. Ajoutez l'ail haché et le gingembre râpé dans la poêle et faites sauter brièvement jusqu'à ce qu'ils dégagent leur arôme.

7. Remettez les lamelles de bœuf cuites dans la poêle avec les légumes.

8. Assaisonnez avec du sel et du poivre selon vos préférences, et mélangez bien.

9. Servez chaud, garni de graines de sésame grillées et de ciboulette fraîche hachée si désiré.

Information Nutritionnelle (par portion) :

- Calories : 250 calories

- Glucides : 10 g

- Fibres : 2 g

- Protéines : 30 g

- Graisses : 10 g

Soupe au Brocoli et au Cheddar

Description du Repas : Une soupe crémeuse et réconfortante, préparée avec des bouquets de brocoli tendres et du fromage cheddar fondu, parfaite pour se réchauffer par temps frais.

Ingrédients :

- 2 tasses de bouquets de brocoli frais

- 1 oignon moyen, haché

- 2 gousses d'ail, hachées finement

- 3 tasses de bouillon de légumes ou de poulet (faible en sodium)

- 1 tasse de lait écrémé

- 1 tasse de cheddar râpé

- 2 cuillères à soupe de farine tout usage

- 2 cuillères à soupe de beurre

- Sel et poivre au goût

- Pincée de muscade (facultatif, pour la saveur)

- Crème épaisse ou yaourt grec (facultatif, pour garnir)

Instructions :

1. Dans une grande casserole, faites fondre le beurre à feu moyen.

2. Ajoutez l'oignon haché et faites-le revenir jusqu'à ce qu'il soit translucide.

3. Ajoutez l'ail haché et faites revenir brièvement jusqu'à ce qu'il dégage son arôme.

4. Saupoudrez la farine sur les oignons et l'ail, et mélangez bien pour former un roux.

5. Versez lentement le bouillon de légumes dans la casserole en remuant constamment pour éviter les grumeaux. Laissez mijoter jusqu'à ce que le mélange épaississe légèrement.

6. Ajoutez les bouquets de brocoli dans la casserole et laissez cuire jusqu'à ce qu'ils soient tendres.

7. À l'aide d'un mixeur à immersion, mixez la soupe jusqu'à obtenir une consistance lisse et crémeuse.

8. Remettez la casserole sur le feu à feu doux et ajoutez le lait écrémé. Mélangez bien.

9. Incorporer le fromage cheddar râpé dans la soupe, en réservant un peu pour la garniture.

10. Assaisonnez la soupe avec du sel, du poivre et une pincée de muscade selon vos préférences.

11. Laissez mijoter la soupe pendant quelques minutes de plus jusqu'à ce que le fromage soit fondu et que la soupe soit bien chaude.

12. Servez la soupe au brocoli et au cheddar chaude, garnie de fromage cheddar réservé et de crème épaisse ou de yaourt grec si désiré.

Information Nutritionnelle (par portion) :

- Calories : 250 calories

- Glucides : 15 g

- Fibres : 3 g
- Protéines : 15 g
- Graisses : 15 g

Thé Glacé à l'Hibiscus

Description du Repas : Une boisson rafraîchissante et naturellement sucrée, infusée avec des fleurs d'hibiscus séchées pour une couleur vive et une saveur délicieusement acidulée.

Ingrédients :

- 2 cuillères à soupe de fleurs d'hibiscus séchées
- 4 tasses d'eau
- 2 cuillères à soupe de miel ou de sucre (ajustez selon vos préférences)
- Tranches de citron ou de lime (pour la garniture)
- Glace (facultatif)

Instructions :

1. Portez 4 tasses d'eau à ébullition.
2. Retirez la casserole du feu et ajoutez les fleurs d'hibiscus séchées.
3. Laissez les fleurs infuser dans l'eau chaude pendant environ 10 à 15 minutes, en fonction de l'intensité de saveur souhaitée.
4. Une fois l'infusion prête, retirez les fleurs d'hibiscus à l'aide d'une passoire ou d'une cuillère à trous.
5. Ajoutez le miel ou le sucre à l'infusion d'hibiscus et remuez bien pour le dissoudre. Ajustez la quantité de sucrant selon vos préférences.

6. Laissez refroidir l'infusion à température ambiante, puis placez-la au réfrigérateur pour la refroidir davantage.

7. Pour servir, remplissez des verres avec de la glace (si désiré) et versez l'infusion d'hibiscus refroidie sur la glace.

8. Garnissez chaque verre avec des tranches de citron ou de lime.

9. Remuez et dégustez ce thé glacé rafraîchissant.

Information Nutritionnelle (par portion) :

- Calories : 10 calories (sans sucrant)

- Glucides : 3 g

- Fibres : 0 g

- Protéines : 0 g

- Graisses : 0 g

Burrito au Blanc d'Œuf pour le Petit-Déjeuner

Description du Repas : Un burrito nutritif et protéiné pour le petit-déjeuner, préparé avec des blancs d'œufs moelleux, des légumes colorés et du fromage, enveloppé dans une tortilla de blé entier.

Ingrédients :

- 2 tortillas de blé entier (de taille moyenne)

- 4 blancs d'œufs

- 1/4 de poivron rouge, coupé en lanières

- 1/4 de poivron vert, coupé en lanières

- 1/4 de tasse d'oignon rouge, haché finement

- 1/4 de tasse de fromage cheddar râpé (ou autre

fromage de votre choix)

- Sel et poivre au goût
- Huile d'olive (pour la cuisson)

Instructions :

1. Dans une poêle antiadhésive, faites chauffer une petite quantité d'huile d'olive à feu moyen.

2. Ajoutez les lanières de poivron rouge et de poivron vert, ainsi que l'oignon haché, dans la poêle. Faites sauter les légumes pendant quelques minutes jusqu'à ce qu'ils soient tendres.

3. Battez les blancs d'œufs dans un bol avec une pincée de sel et de poivre.

4. Versez les blancs d'œufs battus dans la poêle avec les légumes et faites cuire, en remuant doucement, jusqu'à ce qu'ils soient brouillés et bien cuits.

5. Répartissez les blancs d'œufs brouillés sur les tortillas de blé entier.

6. Saupoudrez du fromage râpé sur les blancs d'œufs brouillés chauds.

7. Enroulez les tortillas pour former des burritos en repliant les côtés et en roulant vers le haut.

8. Servez les burritos au blanc d'œuf chauds et dégustez-les immédiatement.

Information Nutritionnelle (par burrito) :

- Calories : 250 calories (varie en fonction de la taille des tortillas et de la quantité de fromage)
- Glucides : 30 g

- Fibres : 5 g

- Protéines : 20 g

- Graisses : 7 g

Médaillons de Filet de Porc

Description du Repas : Des médaillons tendres et savoureux de filet de porc, marinés et cuits à la perfection, accompagnés d'une sauce délicieuse pour un repas équilibré.

Ingrédients :

- 2 filets de porc (environ 150 g chacun)

- 2 cuillères à soupe d'huile d'olive

- 2 cuillères à soupe de sauce soja réduite en sodium

- 2 cuillères à soupe de miel

- 2 gousses d'ail, hachées finement

- 1 cuillère à café de thym séché (ou d'autres herbes de votre choix)

- Sel et poivre au goût

Instructions :

1. Dans un bol, mélangez l'huile d'olive, la sauce soja, le miel, l'ail haché, le thym séché, le sel et le poivre pour préparer la marinade.

2. Placez les filets de porc dans un plat peu profond et versez la marinade sur les filets, en les retournant pour les enrober uniformément. Laissez mariner au réfrigérateur pendant au moins 30 minutes à 1 heure.

3. Préchauffez une poêle à feu moyen-élevé.

4. Retirez les filets de porc de la marinade et égouttez légèrement l'excès de marinade.

5. Placez les filets de porc dans la poêle préchauffée et faites cuire pendant environ 3 à 4 minutes de chaque côté, ou jusqu'à ce qu'ils soient bien cuits et dorés.

6. Une fois cuits, retirez les filets de porc de la poêle et laissez-les reposer pendant quelques minutes avant de les trancher.

7. Tranchez les filets de porc en médaillons d'environ 1 cm d'épaisseur.

8. Servez les médaillons de filet de porc chauds, accompagnés de légumes cuits à la vapeur, de riz ou d'autres accompagnements de votre choix.

Information Nutritionnelle (par portion) :

- Calories : 200 calories (varie en fonction de la taille des médaillons)

- Glucides : 8 g

- Fibres : 0 g

- Protéines : 25 g

- Graisses : 8 g

Tacos de Tilapia Grillée

Description du Repas : Des tacos délicieux et légers, remplis de morceaux de tilapia grillée, garnis de légumes frais et accompagnés d'une salsa savoureuse, parfaits pour un repas savoureux et équilibré.

Ingrédients : Pour les Tacos :

- 4 filets de tilapia (environ 150 g chacun)

- 8 tortillas de maïs ou de blé entier
- 1 cuillère à soupe d'huile d'olive
- Sel et poivre au goût

Pour la Salsa :

- 1 tomate, coupé en dés
- 1/2 oignon rouge, haché finement
- 1/4 de tasse de coriandre fraîche, hachée
- Jus d'un citron vert
- Sel et poivre au goût

Garnitures supplémentaires (facultatif) :

- Laitue déchiquetée
- Avocat en tranches
- Fromage râpé (comme le cheddar ou le fromage mexicain)
- Crème aigre ou yaourt grec

Instructions :

1. Préparez d'abord la salsa en mélangeant les dés de tomate, l'oignon rouge haché, la coriandre fraîche, le jus de citron vert, le sel et le poivre dans un bol. Réservez au réfrigérateur pour que les saveurs se mélangent.

2. Préchauffez le grill à feu moyen-élevé.

3. Badigeonnez les filets de tilapia avec de l'huile d'olive et assaisonnez-les avec du sel et du poivre.

4. Placez les filets de tilapia sur le grill chaud et faites-les cuire pendant environ 3 à 4 minutes de

chaque côté, jusqu'à ce qu'ils soient bien cuits et légèrement dorés.

5. Retirez les filets de tilapia du grill et laissez-les reposer pendant quelques minutes avant de les couper en morceaux.

6. Réchauffez les tortillas en les plaçant sur le grill pendant quelques secondes de chaque côté, jusqu'à ce qu'elles soient légèrement dorées et chaudes.

7. Pour assembler les tacos, placez des morceaux de tilapia grillée au centre de chaque tortilla.

8. Ajoutez une cuillerée de salsa fraîche sur le poisson.

9. Garnissez de laitue déchiquetée, de tranches d'avocat, de fromage râpé et de crème aigre ou de yaourt grec si désiré.

10. Enroulez les tortillas pour former les tacos et servez-les immédiatement.

Information Nutritionnelle (par taco) :

- Calories : 200 calories (varie en fonction de la taille des filets et des tortillas)

- Glucides : 20 g

- Fibres : 3 g

- Protéines : 15 g

- Graisses : 7 g

Wraps de Dinde et de Laitue

Description du Repas : Des wraps légers et frais préparés avec des tranches de dinde maigre, enveloppées dans des feuilles de laitue croustillantes et garnies de légumes colorés, pour un repas équilibré et délicieux.

Ingrédients :

- 8 grandes feuilles de laitue (comme la laitue iceberg ou la laitue romaine)
- 200 g de dinde coupée en fines tranches (utilisez de la dinde cuite ou de la dinde coupée en tranches)
- 1/2 concombre, coupé en lanières fines
- 1 carotte, coupée en lanières fines ou râpée
- 1/4 de tasse de poivron rouge, coupé en lanières fines
- 1/4 de tasse d'oignon rouge, haché finement
- 1/4 de tasse de sauce soja réduite en sodium (ou sauce de votre choix)
- 1 cuillère à soupe de vinaigre de riz (facultatif)
- 1 cuillère à soupe de miel (facultatif)
- Graines de sésame grillées (pour la garniture)
- Coriandre fraîche hachée (pour la garniture, facultatif)

Instructions :

1. Lavez soigneusement et séchez les feuilles de laitue, puis disposez-les sur une surface de travail.
2. Dans un bol, mélangez la dinde coupée en tranches avec la sauce soja, le vinaigre de riz (si utilisé) et le miel (si utilisé). Laissez mariner pendant quelques minutes.

3. Répartissez les tranches de dinde marinée sur les feuilles de laitue, en laissant de l'espace sur les bords pour les garnitures.

4. Garnissez chaque wrap de lanières de concombre, de carotte, de poivron rouge et d'oignon rouge.

5. Saupoudrez de graines de sésame grillées et de coriandre fraîche hachée si désiré.

6. Enroulez les feuilles de laitue pour former les wraps, en repliant les côtés et en roulant vers le haut.

7. Servez les wraps de dinde et de laitue immédiatement.

Information Nutritionnelle (par wrap) :

- Calories : 150 calories (varie en fonction de la taille des tranches de dinde et des ingrédients utilisés)

- Glucides : 10 g

- Fibres : 2 g

- Protéines : 15 g

- Graisses : 6 g

Sauté de Poulet et Légumes

Description du Repas : Un sauté rapide et sain préparé avec des morceaux de poulet tendres et des légumes variés, le tout enrobé d'une délicieuse sauce soja, idéal pour un repas équilibré.

Ingrédients :

- 2 poitrines de poulet désossées et sans peau, coupées en lanières

- 2 cuillères à soupe de sauce soja réduite en sodium

- 2 cuillères à soupe de bouillon de poulet (faible en sodium)
- 1 cuillère à soupe d'huile d'olive
- 1 poivron rouge, coupé en lanières
- 1 poivron jaune, coupé en lanières
- 1 oignon moyen, coupé en tranches fines
- 2 gousses d'ail, hachées finement
- 1 cuillère à café de gingembre frais râpé
- 1 tasse de brocoli, coupé en petits bouquets
- 1 tasse de carottes, coupées en bâtonnets fins
- Sel et poivre au goût
- Graines de sésame grillées (facultatif, pour la garniture)
- Ciboulette fraîche hachée (facultatif, pour la garniture)

Instructions :

1. Dans un bol, mélangez la sauce soja et le bouillon de poulet pour préparer la marinade.

2. Placez les lanières de poulet dans la marinade et laissez mariner pendant environ 15 à 30 minutes.

3. Dans un wok ou une grande poêle, faites chauffer l'huile d'olive à feu moyen-élevé.

4. Ajoutez les lanières de poulet mariné dans la poêle et faites sauter rapidement jusqu'à ce qu'elles soient dorées à l'extérieur et cuites à l'intérieur. Retirez-les de la poêle et réservez.

5. Dans la même poêle, ajoutez les lanières de

poivron rouge, les lanières de poivron jaune, les tranches d'oignon, l'ail haché et le gingembre râpé. Faites sauter pendant quelques minutes jusqu'à ce que les légumes soient tendres mais encore croquants.

6. Ajoutez les bouquets de brocoli et les bâtonnets de carottes dans la poêle. Faites sauter pendant quelques minutes de plus jusqu'à ce que les légumes soient légèrement cuits mais toujours croquants.

7. Remettez les lanières de poulet cuites dans la poêle avec les légumes.

8. Assaisonnez avec du sel et du poivre selon vos préférences, et mélangez bien.

9. Servez chaud, garni de graines de sésame grillées et de ciboulette fraîche hachée si désiré.

Information Nutritionnelle (par portion) :

- Calories : 250 calories

- Glucides : 15 g

- Fibres : 4 g

- Protéines : 25 g

- Graisses : 10 g

Spaghetti de Courge au Primavera

Description du Repas : Une version légère et colorée du plat de pâtes classique, préparée avec des brins de spaghetti de courge tendre et des légumes frais, le tout enrobé d'une sauce savoureuse.

Ingrédients :

- 1 courge spaghetti de taille moyenne
- 1 cuillère à soupe d'huile d'olive
- 1 oignon moyen, haché
- 2 gousses d'ail, hachées finement
- 1 poivron rouge, coupé en lanières
- 1 poivron jaune, coupé en lanières
- 1 courgette, coupée en rondelles
- 1 tasse de tomates cerises, coupées en deux
- 1/2 tasse de bouillon de légumes (faible en sodium)
- 1 cuillère à café d'origan séché
- Sel et poivre au goût
- Fromage parmesan râpé (facultatif, pour la garniture)
- Basilic frais haché (facultatif, pour la garniture)

Instructions :

1. Préchauffez le four à 200°C (400°F).

2. Coupez la courge spaghetti en deux dans le sens de la longueur. Retirez les graines et les filaments à l'intérieur à l'aide d'une cuillère.

3. Badigeonnez l'intérieur de chaque moitié de courge avec de l'huile d'olive et assaisonnez avec du sel et du poivre.

4. Placez les moitiés de courge, côté coupé vers le bas, sur une plaque de cuisson recouverte de papier parchemin.

5. Faites cuire au four préchauffé pendant environ 35 à 45 minutes, jusqu'à ce que la chair de la courge soit tendre et puisse être facilement grattée en brins à l'aide d'une fourchette. Laissez refroidir légèrement.

6. À l'aide d'une fourchette, grattez la chair de la courge pour former des brins de "spaghetti". Réservez.

Pour la Primavera :

1. Dans une grande poêle, faites chauffer l'huile d'olive à feu moyen.

2. Ajoutez l'oignon haché et faites-le revenir jusqu'à ce qu'il soit translucide.

3. Ajoutez l'ail haché et faites revenir brièvement jusqu'à ce qu'il dégage son arôme.

4. Ajoutez les lanières de poivron rouge et jaune dans la poêle, et faites sauter pendant quelques minutes jusqu'à ce qu'elles soient tendres.

5. Ajoutez les rondelles de courgette et les moitiés de tomates cerises. Faites sauter pendant encore quelques minutes jusqu'à ce que les légumes soient cuits mais encore croquants.

6. Versez le bouillon de légumes dans la poêle, ajoutez l'origan séché, le sel et le poivre. Laissez mijoter pendant quelques minutes pour que les saveurs se mélangent.

7. Ajoutez les brins de spaghetti de courge dans la poêle et mélangez pour enrober les légumes et la courge de la sauce.

8. Servez le Spaghetti de Courge au Primavera chaud,

garni de fromage parmesan râpé et de basilic frais haché si désiré.

Information Nutritionnelle (par portion) :

- Calories : 150 calories (varie en fonction de la taille de la portion et des ingrédients utilisés)
- Glucides : 20 g
- Fibres : 6 g
- Protéines : 4 g
- Graisses : 7 g

Eau Pétillante avec du Citron Vert

Description de la Boisson : Une boisson rafraîchissante et légère, préparée avec de l'eau pétillante et une touche acidulée de citron vert, parfaite pour étancher votre soif.

Ingrédients :

- Eau pétillante (naturelle ou aromatisée, selon votre préférence)
- Quartiers de citron vert
- Glace (facultatif)
- Feuilles de menthe fraîche (facultatif, pour la garniture)

Instructions :

1. Remplissez un verre avec de l'eau pétillante fraîche.

2. Ajoutez quelques quartiers de citron vert dans le verre pour infuser la boisson avec une saveur légèrement acidulée.

3. Ajoutez des glaçons si désiré pour garder la

boisson bien fraîche.

4. Remuez légèrement avec une cuillère pour mélanger les saveurs.

5. Garnissez éventuellement avec des feuilles de menthe fraîche pour une touche de fraîcheur supplémentaire.

6. Dégustez votre Eau Pétillante avec du Citron Vert bien froide.

Information Nutritionnelle (par portion) :

- Calories : 0 calorie (l'eau pétillante et le citron vert n'apportent que peu ou pas de calories)

- Glucides : 0 g

- Fibres : 0 g

- Protéines : 0 g

- Graisses : 0 g

Frittata aux Blancs d'Œufs

Description du Plat : Une frittata légère et protéinée préparée avec des blancs d'œufs moelleux, des légumes colorés et des herbes aromatiques, idéale pour un petit-déjeuner nutritif ou un brunch sain.

Ingrédients :

- 8 blancs d'œufs

- 1/2 tasse de poivron rouge, coupé en dés

- 1/2 tasse d'épinards frais, hachés

- 1/4 de tasse de tomates cerises, coupées en deux

- 1/4 de tasse d'oignon rouge, haché finement

- 1/4 de tasse de fromage feta émietté (ou fromage

de votre choix)

- 2 cuillères à soupe de lait écrémé (ou lait de votre choix)
- 1 cuillère à soupe d'huile d'olive
- Sel et poivre au goût
- Herbes fraîches hachées (comme la ciboulette, le persil ou la coriandre) pour la garniture

Instructions :

1. Préchauffez le four en mode grill (gril) à température moyenne.
2. Dans un bol, battez les blancs d'œufs avec le lait, du sel et du poivre jusqu'à ce qu'ils soient bien mélangés.
3. Dans une poêle allant au four (environ 8-10 pouces de diamètre), chauffez l'huile d'olive à feu moyen.
4. Ajoutez les poivrons coupés en dés et l'oignon haché dans la poêle et faites sauter pendant quelques minutes jusqu'à ce qu'ils soient tendres.
5. Ajoutez les épinards hachés dans la poêle et faites-les cuire jusqu'à ce qu'ils commencent à se faner.
6. Répartissez les tomates cerises coupées en deux sur les légumes dans la poêle.
7. Versez le mélange de blancs d'œufs battus sur les légumes dans la poêle, en veillant à ce qu'ils soient répartis uniformément.
8. Laissez cuire la frittata à feu moyen pendant quelques minutes, en secouant légèrement la

poêle de temps en temps pour que les bords se détachent.

9. Parsemez le fromage feta émietté sur la frittata.

10. Transférez la poêle au four préchauffé et faites cuire sous le grill (gril) pendant environ 3 à 4 minutes, jusqu'à ce que la frittata soit dorée sur le dessus et bien cuite à l'intérieur.

11. Retirez la frittata du four avec précaution (la poignée de la poêle sera chaude) et laissez-la refroidir légèrement avant de la découper en parts.

12. Garnissez la frittata de fines herbes hachées fraîches avant de servir.

Information Nutritionnelle (par portion) :

- Calories : 150 calories (varie en fonction des ingrédients utilisés)

- Glucides : 6 g

- Fibres : 1 g

- Protéines : 20 g

- Graisses : 5 g

Ragoût de Bœuf Maigre

Description du Plat : Un ragoût réconfortant et savoureux préparé avec des morceaux de bœuf maigre tendres, des légumes nourrissants et une sauce parfumée, idéal pour les journées fraîches.

Ingrédients :

- 500 g de bœuf maigre (comme le filet de bœuf), coupé en cubes

- 1 cuillère à soupe d'huile d'olive
- 1 oignon moyen, haché
- 2 gousses d'ail, hachées finement
- 2 carottes, coupées en rondelles
- 2 pommes de terre, coupées en cubes
- 1 tasse de petits pois (frais ou surgelés)
- 4 tasses de bouillon de bœuf (faible en sodium)
- 1 feuille de laurier
- 1 cuillère à café de thym séché
- Sel et poivre au goût
- Feuilles de persil frais haché (facultatif, pour la garniture)

Instructions :

1. Dans une grande casserole, faites chauffer l'huile d'olive à feu moyen.

2. Ajoutez les cubes de bœuf et faites-les dorer de tous les côtés. Retirez-les de la casserole et réservez.

3. Dans la même casserole, ajoutez l'oignon haché et faites-le revenir jusqu'à ce qu'il soit translucide.

4. Ajoutez l'ail haché et faites revenir brièvement jusqu'à ce qu'il dégage son arôme.

5. Ajoutez les rondelles de carottes et les cubes de pommes de terre dans la casserole. Faites sauter pendant quelques minutes.

6. Remettez les cubes de bœuf dorés dans la casserole.

7. Versez le bouillon de bœuf dans la casserole, ajoutez la feuille de laurier et le thym séché. Assaisonnez avec du sel et du poivre selon vos préférences.

8. Portez le mélange à ébullition, puis réduisez le feu à doux. Couvrez la casserole et laissez mijoter pendant environ 1 à 1,5 heure, jusqu'à ce que le bœuf et les légumes soient tendres.

9. Ajoutez les petits pois dans la casserole et laissez mijoter pendant encore 10 à 15 minutes, jusqu'à ce qu'ils soient cuits.

10. Retirez la feuille de laurier de la casserole.

11. Servez le ragoût de bœuf maigre chaud, garni de feuilles de persil frais haché si désiré.

Information Nutritionnelle (par portion) :

- Calories : 250 calories (varie en fonction des ingrédients utilisés)
- Glucides : 20 g
- Fibres : 4 g
- Protéines : 25 g
- Graisses : 8 g

Salade de Thon

Description du Plat : Une salade fraîche et satisfaisante préparée avec du thon en conserve, des légumes croquants et une vinaigrette légère, parfaite pour un déjeuner rapide et délicieux.

Ingrédients :

- 1 boîte de thon en conserve, égouttée

- 2 tasses de laitue mélangée (comme de la laitue romaine, de la laitue iceberg, ou des épinards)
- 1/2 concombre, coupé en dés
- 1/2 poivron rouge, coupé en dés
- 1/4 d'oignon rouge, haché finement
- 1/4 de tasse de tomates cerises, coupées en deux
- 2 cuillères à soupe de vinaigrette légère (vinaigrette balsamique, vinaigrette au citron, etc.)
- Sel et poivre au goût
- Olives noires (facultatif, pour la garniture)
- Fromage feta émietté (facultatif, pour la garniture)
- Persil frais haché (facultatif, pour la garniture)

Instructions :

1. Dans un bol, émiettez le thon en conserve à l'aide d'une fourchette.
2. Ajoutez la laitue mélangée dans le bol avec le thon émietté.
3. Ajoutez le concombre coupé en dés, le poivron rouge coupé en dés, l'oignon rouge haché et les tomates cerises coupées en deux dans le bol.
4. Versez la vinaigrette légère sur les ingrédients dans le bol.
5. Mélangez délicatement tous les ingrédients pour bien les enrober de vinaigrette.
6. Assaisonnez la salade de thon avec du sel et du

poivre selon vos préférences.

7. Garnissez la salade avec des olives noires, du fromage feta émietté et du persil frais haché si désiré.

8. Servez la Salade de Thon immédiatement.

Information Nutritionnelle (par portion) :

- Calories : 200 calories (varie en fonction des ingrédients utilisés)

- Glucides : 10 g

- Fibres : 3 g

- Protéines : 20 g

- Graisses : 8 g

Salade de Poulet Grillé

Description du Plat : Une salade légère et savoureuse préparée avec des morceaux de poulet grillé, des légumes frais et croquants, le tout accompagné d'une vinaigrette légère, idéale pour un repas équilibré et satisfaisant.

Ingrédients :

- 2 poitrines de poulet désossées et sans peau

- 4 tasses de laitue mélangée (comme de la laitue romaine, de la laitue iceberg, ou des épinards)

- 1/2 concombre, coupé en rondelles

- 1/2 poivron rouge, coupé en lanières

- 1/4 d'oignon rouge, coupé en fines tranches

- 1/4 de tasse de tomates cerises, coupées en deux

- 2 cuillères à soupe de vinaigrette légère (vinaigrette balsamique, vinaigrette au citron, etc.)

- Sel et poivre au goût

- Noix ou graines (comme les noix de cajou, les amandes effilées ou les graines de tournesol) pour la garniture

- Fromage feta émietté (facultatif, pour la garniture)

Instructions :

1. Assaisonnez les poitrines de poulet avec du sel et du poivre.

2. Faites chauffer un gril à feu moyen-élevé et faites griller les poitrines de poulet pendant environ 6 à 8 minutes de chaque côté, jusqu'à ce qu'elles soient bien cuites et ne soient plus roses à l'intérieur. Laissez reposer pendant quelques minutes avant de les trancher en lanières.

3. Pendant ce temps, préparez les légumes en coupant le concombre en rondelles, le poivron rouge en lanières, l'oignon rouge en fines tranches et les tomates cerises en deux.

4. Disposez la laitue mélangée dans un grand bol à salade.

5. Disposez les tranches de poulet grillé sur la laitue dans le bol.

6. Ajoutez les rondelles de concombre, les lanières de poivron rouge, les tranches d'oignon rouge et les tomates cerises coupées en deux dans le bol.

7. Versez la vinaigrette légère sur la salade et mélangez délicatement pour enrober les

ingrédients.

8. Assaisonnez la salade de poulet grillé avec du sel et du poivre selon vos préférences.

9. Garnissez la salade de noix, de graines et de fromage feta émietté si désiré.

10. Servez la Salade de Poulet Grillé immédiatement.

Information Nutritionnelle (par portion) :

- Calories : 250 calories (varie en fonction des ingrédients utilisés)

- Glucides : 10 g

- Fibres : 3 g

- Protéines : 30 g

- Graisses : 10 g

Morue au Four aux Herbes

Description du Plat : Un plat de poisson délicieux et sain, préparé avec des filets de morue assaisonnés d'herbes aromatiques et cuits au four jusqu'à ce qu'ils soient tendres et parfumés.

Ingrédients :

- 4 filets de morue (environ 150 g chacun)

- 2 cuillères à soupe d'huile d'olive

- 2 cuillères à soupe de jus de citron

- 2 gousses d'ail, hachées finement

- 1 cuillère à café d'herbes séchées (comme le thym, l'origan, le romarin, etc.)

- Sel et poivre au goût

- Quartiers de citron pour la garniture
- Persil frais haché (facultatif, pour la garniture)

Instructions :

1. Préchauffez le four à 200°C (400°F).

2. Dans un bol, mélangez l'huile d'olive, le jus de citron, l'ail haché, les herbes séchées, du sel et du poivre pour préparer la marinade.

3. Placez les filets de morue dans la marinade et laissez mariner pendant environ 15 à 30 minutes.

4. Disposez les filets de morue marinés sur une plaque de cuisson recouverte de papier parchemin.

5. Arrosez chaque filet de morue avec un peu de marinade supplémentaire.

6. Faites cuire au four préchauffé pendant environ 15 à 20 minutes, ou jusqu'à ce que la morue soit opaque et puisse être facilement émiettée à la fourchette.

7. Retirez les filets de morue du four et servez-les chauds.

8. Garnissez les filets de morue cuits avec des quartiers de citron frais et du persil haché si désiré.

Information Nutritionnelle (par portion) :

- Calories : 150 calories (varie en fonction de la taille des filets)
- Glucides : 1 g
- Protéines : 25 g

- Graisses : 6 g

Hamburger de Dinde Grillé

Description du Plat : Un hamburger maigre et savoureux préparé avec une galette de dinde grillée, garni de légumes frais et servi dans un pain complet, une option santé pour les amateurs de burgers.

Ingrédients : Pour les Galettes de Dinde :

- 500 g de viande hachée de dinde maigre
- 1/4 de tasse de chapelure (de préférence à grains entiers)
- 1 œuf
- 1 cuillère à soupe d'oignon rouge haché finement
- 1 cuillère à café d'ail en poudre
- 1 cuillère à café d'herbes séchées (comme le thym, le persil, etc.)
- Sel et poivre au goût

Pour le Montage :

- Pains à hamburger complets (ou de votre choix)
- Feuilles de laitue
- Tranches de tomate
- Tranches d'oignon rouge
- Ketchup ou moutarde (facultatif, pour la garniture)

Instructions :

1. Dans un bol, mélangez la viande hachée de dinde, la chapelure, l'œuf, l'oignon rouge haché, l'ail en

poudre, les herbes séchées, du sel et du poivre. Mélangez bien pour combiner les ingrédients.

2. Divisez le mélange en portions égales et façonnez des galettes de taille et d'épaisseur uniformes.

3. Préchauffez un gril à feu moyen-élevé.

4. Faites griller les galettes de dinde pendant environ 5 à 6 minutes de chaque côté, jusqu'à ce qu'elles soient bien cuites et ne soient plus roses à l'intérieur.

5. Pendant ce temps, coupez les pains à hamburger en deux et faites-les griller légèrement sur le gril.

6. Montez les hamburgers en plaçant une galette de dinde grillée sur la moitié inférieure d'un pain à hamburger.

7. Ajoutez des feuilles de laitue, des tranches de tomate et des tranches d'oignon rouge sur la galette de dinde.

8. Ajoutez du ketchup ou de la moutarde si désiré.

9. Recouvrez le hamburger avec l'autre moitié du pain à hamburger.

10. Servez les Hamburgers de Dinde Grillés chauds.

Information Nutritionnelle (par portion) :

- Calories : 250 calories (varie en fonction des ingrédients utilisés)

- Glucides : 25 g

- Protéines : 25 g

- Graisses : 6 g

Poulet Rôti aux Herbes et au Citron

Description du Plat : Un plat classique et savoureux de poulet entier rôti, assaisonné d'herbes aromatiques et de citron, créant une combinaison parfaite de saveurs et de tendreté.

Ingrédients :

- 1 poulet entier (environ 1,5 à 2 kg)
- 1 citron, coupé en quartiers
- 3-4 branches de thym frais (ou autres herbes de votre choix)
- 4 gousses d'ail, entières et non pelées
- 2 cuillères à soupe d'huile d'olive
- Sel et poivre au goût

Instructions :

1. Préchauffez le four à 200°C (400°F).
2. Rincez le poulet à l'intérieur et à l'extérieur, puis séchez-le avec du papier absorbant.
3. Assaisonnez l'intérieur du poulet avec du sel et du poivre.
4. Glissez les quartiers de citron, les branches de thym frais et les gousses d'ail non pelées dans la cavité du poulet.
5. Attachez les pattes du poulet avec de la ficelle de cuisine pour le maintenir en forme pendant la cuisson.
6. Badigeonnez le poulet avec de l'huile d'olive pour l'aider à dorer et à garder sa peau croustillante.
7. Assaisonnez la peau du poulet avec du sel et du poivre.

8. Placez le poulet dans un plat de cuisson ou sur une grille dans un plat de cuisson.

9. Faites rôtir le poulet au four préchauffé pendant environ 1 à 1,5 heure, ou jusqu'à ce qu'il soit bien cuit et que le jus qui s'écoule de la cuisse soit clair.

10. Pendant la cuisson, arrosez occasionnellement le poulet avec ses propres jus pour qu'il reste juteux.

11. Une fois cuit, retirez le poulet du four et laissez-le reposer pendant quelques minutes avant de le découper et de le servir.

Information Nutritionnelle (par portion) :

- Calories : 250 calories (varie en fonction de la taille du poulet)

- Glucides : 0 g

- Protéines : 30 g

- Graisses : 15 g

Omelette aux Blancs d'Œufs

Description du Plat : Une omelette légère et protéinée préparée avec des blancs d'œufs moelleux, agrémentée de légumes et d'herbes aromatiques, idéale pour un petit-déjeuner nutritif.

Ingrédients :

- 4 à 6 blancs d'œufs

- 1/4 de tasse de poivron rouge, coupé en dés

- 1/4 de tasse d'épinards frais, hachés

- 2 cuillères à soupe d'oignon rouge, haché finement

- 2 cuillères à soupe de tomates cerises, coupées en

deux

- 1 cuillère à soupe de fromage râpé (comme le fromage cheddar, le fromage suisse, etc.)
- 1 cuillère à café d'huile d'olive
- Sel et poivre au goût
- Herbes fraîches hachées (comme la ciboulette, le persil ou la coriandre) pour la garniture

Instructions :

1. Dans un bol, battez les blancs d'œufs avec une pincée de sel et de poivre jusqu'à ce qu'ils soient légèrement mousseux.

2. Dans une poêle antiadhésive, chauffez l'huile d'olive à feu moyen.

3. Ajoutez les poivrons coupés en dés et l'oignon haché dans la poêle et faites sauter pendant quelques minutes jusqu'à ce qu'ils soient tendres.

4. Ajoutez les épinards hachés dans la poêle et faites-les cuire jusqu'à ce qu'ils commencent à se faner.

5. Versez les blancs d'œufs battus sur les légumes dans la poêle, en veillant à ce qu'ils recouvrent uniformément les légumes.

6. Laissez cuire les blancs d'œufs pendant quelques minutes, en remuant doucement avec une spatule pour créer des morceaux moelleux.

7. Ajoutez les tomates cerises coupées en deux sur l'omelette.

8. Saupoudrez le fromage râpé sur l'omelette et laissez-le fondre légèrement.

9. Une fois que les blancs d'œufs sont cuits et légèrement dorés, retirez la poêle du feu.

10. Glissez l'omelette dans une assiette de service et garnissez-la d'herbes fraîches hachées.

11. Servez l'Omelette aux Blancs d'Œufs chaude.

Information Nutritionnelle (pour l'omelette entière) :

- Calories : 100 calories (varie en fonction des ingrédients utilisés)

- Glucides : 4 g

- Protéines : 15 g

- Graisses : 3 g

CONCLUSION

En résumé, le régime PSMF (Protein-Sparing Modified Fast) représente une approche unique axée sur la perte de poids rapide tout en préservant la masse musculaire. Cependant, il est essentiel de prendre en considération les aspects cruciaux liés à sa rigueur et aux risques potentiels pour la santé. Bien que ce régime puisse générer des résultats visibles à court terme, il requiert une surveillance médicale étroite et ne doit être envisagé que dans des situations spécifiques, comme des problèmes de santé nécessitant une réduction de poids rapide.

L'importance de consulter un professionnel de la santé avant d'entamer ce régime ne saurait être sous-estimée. Les effets secondaires éventuels, notamment les carences nutritionnelles, la perte de masse musculaire et les déséquilibres électrolytiques, appellent une surveillance médicale constante. Pour la majorité des individus, il est avisé de privilégier des approches alimentaires équilibrées et durables pour atteindre des objectifs de perte de poids, en tenant compte des besoins uniques de chaque personne et en évitant les méthodes drastiques.

En somme, le régime PSMF peut jouer un rôle circonstanciel et temporaire dans la poursuite de la perte de poids, mais il est fondamental d'évaluer ses implications à long terme sur la santé. Dans le contexte d'une démarche holistique de bien-être, il est préférable d'adopter des choix alimentaires sains, viables et adaptés à chaque individu, tout en sollicitant systématiquement l'avis d'un professionnel de la santé pour des conseils avisés et personnalisés.